Dieta

Adecuada para

los Riñones

50 Recetas Fáciles de Preparar para
Mantener Unos Riñones Sanos
(Spanish Edition)

Tiara Crocker

Tabla de Contenidos

Introducción

Es muy importante conocer la función de cada órgano del cuerpo. En cuanto a los riñones, su función es eliminar el exceso de toxinas y limpiar la sangre. Además, son capaces de crear hormonas que se ocupan del crecimiento de los glóbulos rojos.

Por todo ello, es fundamental mantener unos hábitos alimenticios saludables para mantener los riñones en óptimas condiciones y prevenir diferentes enfermedades relacionadas con un riñón dañado.

El presente libro ofrece 50 recetas beneficiosas para potenciar las capacidades renales de ayudar a tu cuerpo a mantenerse bien con muchos productos alimenticios bajos en sodio y potasio.

Capítulo 1: Desayuno

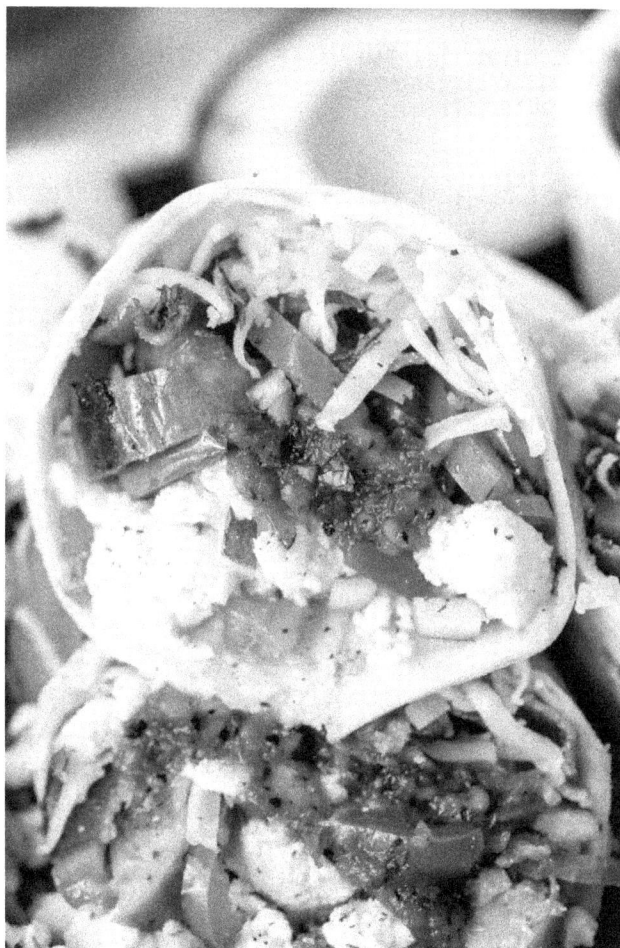

1. Desayuno de Burritos con Huevos y Chorizo Mexicano

(Listo en unos 30 minutos | Para 3 personas | Dificultad: Media)

Por ración: Kcal 320, Grasa: 20 g, Carbohidratos netos: 17 g, Proteína: 16 g

Ingredientes:

- 3 tortillas

- 3 huevos batidos

- 3 oz. Chorizo mexicano

Instrucciones:

1. En una sartén, fríe el chorizo hasta que se dore. Luego pon los huevos y deja que se cocinen.
2. Rellena las tortillas con la mezcla y enrolla para servir.

2. Desayuno Mexicano con Huevo y Tortilla (Mega)

(Listo en unos 20 minutos | Para 6 personas | Dificultad: Fácil)

Por ración: Kcal 297, Grasa: 20 g, Carbohidratos netos: 18 g, Proteína: 11 g

Ingredientes:

- 2 cebolla verde finamente picada

- 8 huevos

- 1 cucharadita de chile en polvo

- 6 oz. Chips de tortilla

- ¼ taza de ketchup

- 2 cucharadas de mantequilla

Instrucciones:

1. Bate bien los huevos.
2. Luego agrega el ketchup, el chile en polvo, y la cebolla y bate otra vez. Deja reposar a un lado.
3. En una sartén, derrite la mantequilla y saltea los chips de tortilla hasta que se calienten. Añade la mezcla de huevos y cocina hasta que estén hechos.

3. Burritos de Pavo Fáciles para el Desayuno

(Listo en unos 15 minutos | Para 8 personas | Dificultad: Fácil)

Por ración: Kcal 407, Grasa: 24 g, Carbohidratos netos: 21 g, Proteína: 25 g

Ingredientes:

- 8 tortillas de burrito de harina (6")

- ¼ taza de aceite de canola

- 2 cucharadas de cebollín fresco picado

- 8 huevos revueltos

- ¼ taza de cebolla en cubos

- ¼ taza de pimiento en cubos

- 2 cucharadas de jalapeño sin semillas

- 2 cucharadas de cilantro fresco picado

- ½ cucharadita de chile en polvo

- ½ cucharadita de paprika ahumada

- ½ kg de pastel de carne

Instrucciones:

1. Saltea los pimientos, la cebolla, el pastel de carne, el cilantro y el cebollín hasta que estén transparentes. Añade las especias y retira del fuego.
2. En la otra sartén, añade el aceite y los huevos. Pon la mezcla en los burritos y sirve.

Capítulo 2: Batidos y Bebidas

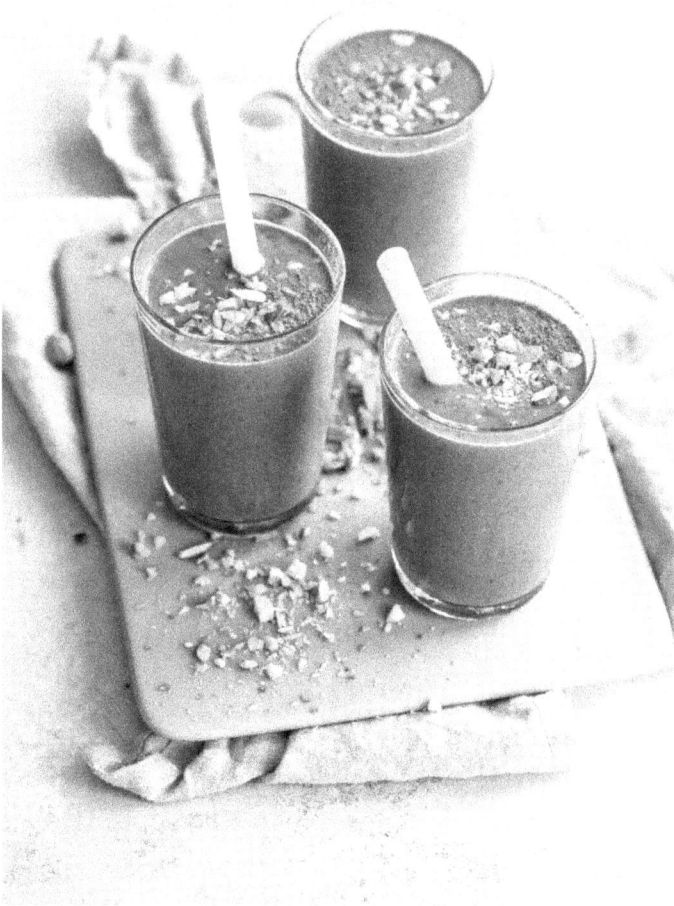

4. Batido de Chocolate

(Listo en unos 2 minutos | Para 4 personas | Dificultad: Fácil)

Por ración: Kcal 142, Grasa: 4 g, Carbohidratos netos: 16 g, Proteína: 10 g

Ingredientes:

- ¼ cucharadita de canela molida

- 2 tazas de hielo

- 1 pizca de nuez moscada

- ¼ taza de leche (condensada)

- ½ taza de leche (evaporada)

- 2 cucharadas de proteína lactosérica con sabor a chocolate

- Crema batida para decorar

Instrucciones:

1. Licua todos los ingredientes, excepto la canela, hasta que esté suave.

2. Decora con crema batida y canela.

5. Café con Sabor a Naranja

(Listo en unos 5 minutos | Para 20 personas | Dificultad: Fácil)

Por ración: Kcal 47, Grasa: 0,8 g, Carbohidratos netos: 9 g, Proteína: 0,4 g

Ingredientes:

- 1 taza de Coffee Mate® en polvo

- ½ cucharadita de cáscara de naranja seca

- ¾ taza de azúcar

- ½ taza de café instantáneo

- 1 cucharadita de agua caliente por taza

Instrucciones:

1. Procesa todos los ingredientes en una licuadora para hacerlos polvo; luego, por cada taza, agrega 2 cucharaditas en una taza de agua caliente.

6. Base de Limonada o Limada

(Listo en unos 30 minutos | Para 10 personas | Dificultad: Fácil)

Por ración: Kcal 108, Grasa: 0 g, Carbohidratos netos: 27 g, Proteína: 0 g

Ingredientes:

- 1 ¼ taza de jugo de lima
- 1 ¼ taza de azúcar
- ½ cucharadita de cáscara de lima rallada
- 2 ½ tazas de agua

Instrucciones:

1. Disuelve el azúcar en el agua a fuego moderado y déjalo enfriar durante unos veinte minutos. Añade el jugo y la cáscara en la mezcla de azúcar y ponlo en un frasco, y enfríalo. El sobrante se puede guardar congelándolo.

7. Batido de Baya

(Listo en unos 2 minutos | Para 1 persona | Dificultad: Fácil)

Por ración: Kcal 188, Grasa: 3 g, Carbohidratos netos: 28 g, Proteína: 8 g

Ingredientes:

- 2/3 taza de tofu suave firme

- ¼ taza de jugo de arándanos de cóctel

- 1 cucharadita de extracto de vainilla

- ½ taza de frambuesas congeladas, sin endulzar

- ½ taza de arándanos congelados, sin endulzar

Instrucciones:

1. Licua todo hasta que sea homogéneo. Sirve y disfruta.

Capítulo 3: Meriendas y Acompañamientos

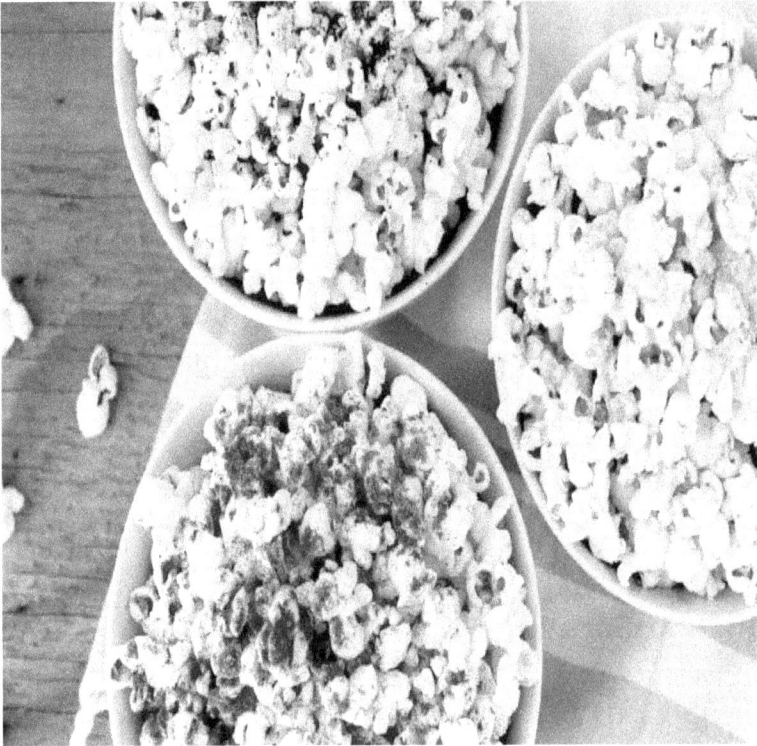

8. Palomitas de Maíz de 3 Maneras

(Listo en unos 20 minutos | Para 3 personas | Dificultad: Fácil)

Por ración: Kcal 275, Grasa: 19 g, Carbohidratos netos: 19 g, Proteína: 3 g

Ingredientes:

- 1 cucharadita de canela

- 1 ½ cucharada de aceite de canola

- ¼ taza de granos de palomitas de maíz

- 1 cucharadita de salsa sriracha

- 1 cucharadita de levadura nutricional

- 4 cucharadas de mantequilla sin sal derretida

- 2 cucharaditas de azúcar granulada

Instrucciones:

1. En una cacerola mediana, vierte el aceite de canola y ponlo a fuego moderado.

2. Coloca tres granos de palomitas de maíz y pon una tapa en la sartén que esté parcialmente rota.

3. Añade los granos sobrantes y, a continuación, agita suavemente la sartén para cubrir los granos de aceite hasta que los 3 granos hayan saltado. Vuelve a colocar la tapa de la sartén.

4. Los granos de palomitas comenzarán a estallar inmediatamente. Retira la sartén del fuego cuando el estallido se demore, y vierte en 3 tazas diferentes.

5. Rocía la salsa sriracha en el primer recipiente sobre las palomitas y revuelve suavemente para cubrirlas.

6. Mezcla 2 cucharaditas de mantequilla derretida con la levadura nutricional. En el segundo recipiente, rocía las palomitas y lanza suavemente para cubrirlas.

7. Mezcla la canela y el azúcar con la mantequilla derretida sobrante. En la tercera taza, rocía las palomitas y lanza suavemente para cubrirlas.

8. 8.   Divide cada ración en 2 porciones para obtener 1 taza de cualquier sabor de palomitas para cada individuo.

9. Ensalada de Piña

(Listo en unos 10 minutos | Para 4 personas | Dificultad: Fácil)

Por ración: Kcal 72, Grasa: 3 g, Carbohidratos netos: 10 g, Proteína: 1 g

Ingredientes:

- ¼ taza de aderezo Miracle Whip

- 8 oz. piña en lata triturada, escurrida y sin azúcar

- 2 tazas de repollo rallado

- ¼ taza de cebolla picada

Instrucciones:

1. Combina todos los ingredientes y refrigera antes de servir.

10. Coliflor en Salsa de Mostaza

(Listo en unos 60 minutos | Para 4 personas | Dificultad: Media)

Por ración: Kcal 51, Grasa: 4 g, Carbohidratos netos: 4 g, Proteína: 1 g

Ingredientes:

- 2 tazas de coliflor en flor

- 1 cucharadita de miel

- 2 cucharadita de mostaza Dijon

- 1 cucharada de aceite de oliva

- 1 cucharada + 2 cucharaditas de vinagre de vino blanco

- Una pizca de pimienta negra

Instrucciones:

1. Bate la mostaza y la miel juntas; aplica el vinagre y después el aceite de oliva.

2. Añade un poco de condimento para sazonar. Déjelo a un lado.

3. Agrega la coliflor al agua hirviendo y cocina a fuego lento hasta que se ablande.

4. Escurre bien.

5. Mezclar la coliflor limpia y asada con el aderezo.

6. Déjala 30–45 minutos para que se enfríe y sírvela.

11. Nuggets de Pollo con Salsa de Mostaza y Miel

(Listo en unos 20 minutos | Para 12 personas | Dificultad: Fácil)

Por ración: Kcal 166, Grasa: 8 g, Carbohidratos netos: 17 g, Proteína: 7 g

Ingredientes:

- Spray de cocina

- 1 cucharada de mostaza Dijon

- 1 lb. pechuga de pollo deshuesada en trozos (32 bocados)

- 2 cucharadita de salsa Worcestershire

- ½ taza de mayonesa

- 3 tazas de hojuelas de maíz bajas en sodio finamente trituradas

- 1/3 taza de miel

- 1 huevo

- 2 cucharada de crema líquida no láctea

- ½ mantequilla

Instrucciones:

1. En una taza poco profunda, mezcla la mostaza, la mayonesa, la mantequilla y la salsa Worcestershire. Enfría la salsa y actúa como salsa para mojar antes de freír los nuggets.

2. Precalienta el horno a 400°F.

3. Mezcla la crema no láctea y el huevo en un bol vacío. Tritura las hojuelas de maíz y vierte las migas en una bolsa ancha con un ziplock.

4. Sumerge los trozos de pollo en la mezcla de huevo y agítalos para cubrirlos con las migas de hojuelas de maíz en una bolsa ziplock.

5. Hornea los nuggets durante quince minutos o hasta que estén terminados en una bandeja para hornear cubierta con spray de cocina.

12. Espárragos a la Barbacoa

(Listo en unos 30 minutos | Para 6 personas | Dificultad: Fácil)

Por ración: Kcal 86, Grasa: 6 g, Carbohidratos netos: 3 g, Proteína: 3 g

Ingredientes:

- 2 cucharadas de jugo de limón

- 1–1½ cucharadita de pimienta negra

- 2-3 cucharadas de EVOO

- 1–1½ lb. espárragos

- 1 taza de aceite

Instrucciones:

1. En un bol pequeño lo suficientemente grande como para poder doblar los espárragos en él, mezcla la pimienta negra, el aceite y el zumo de limón y cúbrelo todo con la mezcla.
2. Limpia los extremos de los espárragos y pélalos.
   Tip: Mantén el espárrago con una mano justo

debajo de la punta y la otra en el extremo y dóblalo suavemente. Naturalmente, el tallo puede proporcionar el lugar donde terminan las partes leñosas y comienzan los delicados espárragos.

3. Pasa por la mezcla de aceite y deja los espárragos en el bol. Para evitar que el aceite se derrame, coloca la bandeja en una fuente en la nevera para que se marine antes de preparar la parrilla.

4. Dispón la barbacoa con carbón o gas y enciende a fuego moderado.

5. Para evitar que los espárragos se peguen al plato, rocía ligeramente la bandeja para asar verduras, cualquier bandeja de parrilla o un pedazo de papel de aluminio grueso enrollado en un plato llano con aceite de oliva rociado.

6. En una bandeja para asar verduras, coloca los espárragos y vierte el aceite sobrante de la bandeja sobre los espárragos.

7. Ásalos hasta que estén tiernos y empiecen a dorarse, rotando regularmente, unos 5 minutos, en la sartén o sobre el papel de aluminio. Traslada al plato. Sirve a temperatura ambiente o más caliente.

13. Maíz en Mazorca a la Barbacoa

(Listo en unos 30 minutos | Para 8 personas | Dificultad: Fácil)

Por ración: Kcal 109, Grasa: 6 g, Carbohidratos netos: 13 g, Proteína: 2 g

Ingredientes:

- 1 cucharada de queso parmesano rallado

- 3 cucharadas de aceite de oliva

- 1 cucharadita de tomillo seco

- 4 mazorcas de maíz tierno

- 1 cucharada de perejil

- ½ cucharadita de pimienta negra

Instrucciones:

1. Desgrana y limpia el maíz (o en la sección de productos del mercado, puedes comprar 4 mazorcas empaquetadas).

2. En un recipiente lo suficientemente grande para poder incorporar el maíz y cubrirlo por completo con la mezcla, combina el queso, el aceite, el perejil, el tomillo y la pimienta negra.

3. Introduce el maíz en la combinación y ruédalo para cubrir el maíz por completo.

4. Coloca todo el maíz en una hoja de papel de aluminio grueso en el centro.

5. Para formar una bandeja, dobla los lados de la superficie del papel de aluminio para asegurarte de que no queda espacio para que el aceite se derrame sobre la parrilla.

6. A fuego medio, coloca la lámina de papel de aluminio en la parrilla, y asa durante 20 minutos, rotando cuando se acabe de dorar por cada lado.

Capítulo 4: Sopas

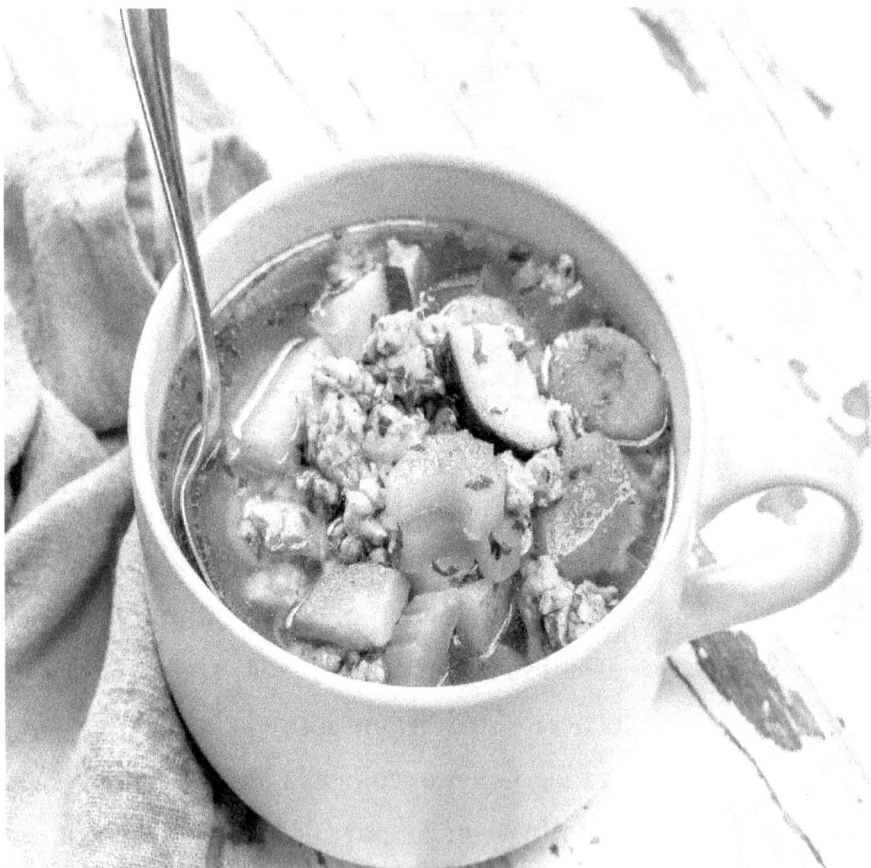

14. Tarro de Sopa Mediterránea

(Listo en unos 15 minutos | Para 1 persona | Dificultad: Fácil)

Por ración: Kcal 222, Grasa: 10 g, Carbohidratos netos: 20 g, Proteína: 7 g

Ingredientes:

- ½ taza de ensalada de col

- 1 cucharada de queso ricotta de leche entera

- 1/3 taza de garbanzos enlatados sin sal

- ½ cucharada de mezcla de hierbas

- ½ taza de tiras de cebolla y pimiento

- ½ cucharadita de pimienta negra

- 1/8 cucharadita de hojuelas de pimienta

- 1 cucharadita EVOO

- 3 aceitunas negras grandes bajas en sodio

- 5 oz. Agua caliente

Instrucciones:

1. Corta las aceitunas en trozos. Enjuaga los garbanzos.

2. Introduce todos los ingredientes en el tarro de cristal de 16 onzas en el orden mencionado.

3. Para cocinar y comer, llévalo al refrigerador hasta que esté listo.

4. Saca el recipiente de la nevera después de 15 minutos o hasta que vayas a comer.

5. Para mezclarlo, añade 5 onzas de agua caliente en el recipiente, cierra la tapa y agítalo. Deja que los ingredientes se asienten durante 2 minutos en un tarro sin abrir.

6. Pon el contenido del tarro en un recipiente grande y hondo. ¡Disfruta!

15. Sopa de Pollo con Arroz Salvaje y Espárragos

(Listo en unos 40 minutos | Para 8 personas | Dificultad: Media)

Por ración: Kcal 295, Grasa: 11 g, Carbohidratos netos: 25 g, Proteína: 21 g

Ingredientes:

- ½ taza de cebolla

- 1 taza de zanahoria

- 3 dientes de ajo

- ½ cucharadita de pimienta

- ¼ taza de mantequilla sin sal

- 2 tazas de espárragos

- ½ cucharadita de sal

- ¼ cucharadita de nuez moscada

- 4 tazas de leche de almendras no enriquecida y sin azúcar

- Hoja de laurel

- ½ taza de harina

- 4 tazas de caldo de pollo bajo en sodio

- ½ taza de vermut extra seco

- ½ cucharadita de tomillo

- ¾ taza de mezcla de arroz salvaje y de grano largo

- 2 tazas de pollo cocido

Instrucciones:

1. Siguiendo las instrucciones del envase, prepara la mezcla de arroz de grano largo y salvaje, eliminando la sal y las especias que contenga.
2. Retira la sartén del fuego y deja que el arroz repose, tapado, durante otros 15 minutos. Apártalo y deja que se enfríe.
3. Corta las zanahorias, los espárragos y la cebolla en dados. Pica el ajo.
4. Derrite la mantequilla en el horno holandés y cocina la cebolla y el ajo hasta que estén blandos. Añade las zanahorias, las especias y las

hierbas. Sigue cocinando hasta que estén tiernos, a fuego moderado.

5. Añade la harina y cocina durante 10 minutos a fuego lento, removiendo de vez en cuando.

6. Añade las 4 tazas de vermut y el caldo de pollo. Revuelve para combinar, usando un batidor de mano.

7. Corta el pollo en trozos pequeños. Añade el pollo y los espárragos y empieza a añadir leche de almendras a la sopa. Durante 20 minutos, cocina a fuego lento.

8. Añade el arroz preparado y sirve.

16. Sopa de Crema de Cangrejo de la Costa Este de Maryland

(Listo en unos 30 minutos | Para 7 personas | Dificultad: Fácil)

Por ración: Kcal 130, Grasa: 6 g, Carbohidratos netos: 6 g, Proteína: 12 g

Ingredientes:

- 1 cebolla mediana

- 1/8 cucharadita de pimienta negra

- 4 tazas de caldo de pollo bajo en sodio

- 1 taza de crema de leche

- ½ lb. Carne de cangrejo fresca

- 1/8 cucharadita de eneldo

- 2 cucharadas de fécula de maíz

- ¼ cucharadita de sazonador Old Bay®

- 1 cucharada de mantequilla sin sal

Instrucciones:

1. Derrite la mantequilla a fuego medio en una olla grande.
2. Pica la cebolla y ponla al fuego. Cocina hasta que la cebolla se vuelva blanda y transparente, sin dejar de remover.
3. Añade la carne de cangrejo. Cocina durante 2–3 minutos, removiendo continuamente.
4. Lleva la preparación a fuego lento e incorpora el caldo de pollo. Baja el fuego hacia abajo.
5. En un recipiente poco profundo, mezcla la crema de leche y la fécula de maíz. Bate hasta que la mezcla sea homogénea. Incorpora a la sopa y sube ligeramente el fuego, removiendo continuamente hasta que la mezcla se haga densa y hierva.
6. Para el caldo, agrega eneldo, condimentos y pimienta. Está listo para servir.

Capítulo 5: Ensaladas y Aderezos

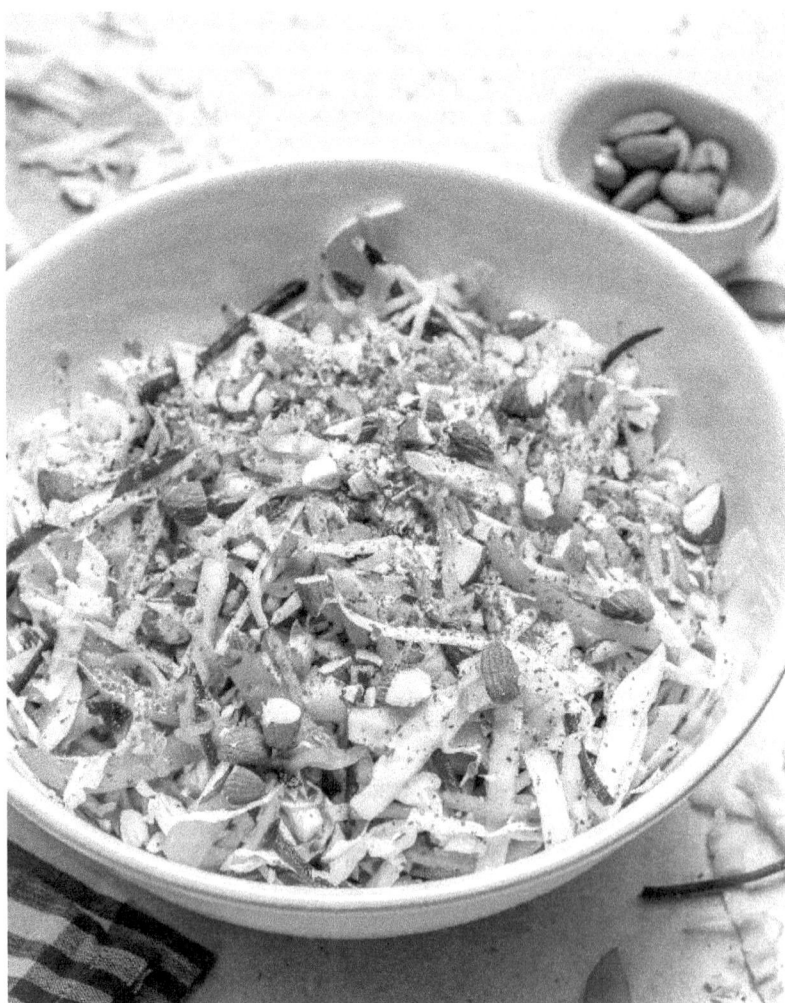

17. Ensalada de Fusilli con Pollo

(Listo en unos 5 minutos | Para 4 personas | Dificultad: Fácil)

Por ración: Kcal 477, Grasa: 29 g, Carbohidratos netos: 31 g, Proteína: 18 g

Ingredientes:

Aderezo:

- ¼ taza de vinagre

- 1 cucharadita de azúcar

- ½ taza de aceite de oliva

- ½ cucharadita de pimienta blanca

- ¼ cucharadita de albahaca

Ensalada:

- 1 taza de calabacín en rodajas

- 8 oz. Pollo cocido frío en dados

- ½ taza de guisantes descongelados

- 2 tazas de lechuga picada

- ½ taza de pimiento rojo picado

- 1 zanahoria mediana en rodajas finas

- 3 tazas de pasta fusilli cocida

Instrucciones:

1. Introduce los ingredientes del aderezo en el tarro con tapa y agítalo para que se integren. Deja enfriar durante 2 horas como mínimo. Antes de combinarlos con la ensalada, vuelve a agitar.

2. En un bol grande, combina el pollo, la pasta, el calabacín, los guisantes, el pimiento y las zanahorias.

3. Agrega un poco de aderezo y revuelve bien. En 4 boles, divide la lechuga y cúbrela con la mezcla de ensalada.

18. Ensalada Italiana de Berenjenas

(Listo en unos 20 minutos | Para 4 personas | Dificultad: Fácil)

Por ración: Kcal 69, Grasa: 5 g, Carbohidratos netos: 6 g, Proteína: 1 g

Ingredientes:

- 1 cebolla pequeña picada

- 1 diente de ajo picado

- 3 tazas de berenjena cortada en cubos

- ½ cucharadita de orégano

- 3 cucharadas de aceite de oliva

- ¼ cucharadita de pimienta negra

- 1 tomate mediano picado

- 2 cucharadas de vinagre de vino

Instrucciones:

1. Cocina las berenjenas hasta que estén tiernas y luego escúrrelas. Combinar la pimienta negra, el vinagre y el ajo y pon todo sobre la cebolla y la berenjena, luego pon aceite antes de servir.

19. Ensalada de Pollo Hawaiana

(Listo en unos 10 minutos | Para 4 personas | Dificultad: Fácil)

Por ración: Kcal 402, Grasa: 25 g, Carbohidratos netos: 30 g, Proteína: 18 g

Ingredientes:

- 2 cucharaditas de jugo de limón

- 1 ¼ tazas de cabeza de lechuga, cortada en tiras

- 1 taza de trozos de piña escurrida sin azúcar

- ½ taza de apio, cortado en dados

- 1 ½ tazas de pollo cocido, picado

- ½ cucharadita de azúcar

- ½ taza de mayonesa

- 1 cucharadita de pimentón

- Una pizca de salsa tabasco

- ¼ cucharadita de pimienta

Instrucciones:

1. Mezcla el tabasco, la mayonesa, el jugo de limón, el azúcar y la pimienta en un bol. En otro bol, añade la piña, el pollo, la lechuga y el apio.
2. Incorpora la mezcla líquida sobre la mezcla de pollo y remueve. Sirve sobre hojas de lechuga y condimenta con paprika.

20. Ensalada Waldorf de pollo

(Listo en unos 5 minutos | Para 4 personas | Dificultad: Fácil)

Por ración: Kcal 224, Grasa: 15 g, Carbohidratos netos: 9 g, Proteína: 14 g

Ingredientes:

- ½ cucharada de jengibre molido

- ½ taza de manzana picada

- 8 oz. de pollo cocido y cortado en cubos

- ½ taza de aderezo Miracle Whip

- ½ taza de apio picado

- 2 cucharadas de pasas

Instrucciones:

1. Mezcla los ingredientes y colócalos en la nevera durante un tiempo para que los sabores se infundan.

21. Copas de Pepino Rellenas de Ensalada de Pollo al Estilo Búfalo

(Listo en unos 35 minutos | Para 8 personas | Dificultad: Fácil)

Por ración: Kcal 155, Grasa: 13 g, Carbohidratos netos: 3 g, Proteína: 18 g

Ingredientes:

- 1 cucharadita de pimienta de cayena

- ½ cucharadita de pimienta negra

- ½ cucharadita de condimento italiano

- 2 cucharadas de salsa picante

- ½ taza de mayonesa Kraft®

- 2 pepinos grandes sin semillas (trozos de 1"), con la mitad del centro eliminado

- ¼ taza de queso azul desmoronado

- 1 cucharadita de paprika ahumada

- 2 cucharadas de jugo de limón

- 1 cucharada de ajo fresco picado

- 2 cucharadas de cebolleta fresca picada

- ¼ de taza de perejil fresco picado

- 3 tazas de pechuga de pollo desmenuzada

Instrucciones:

1. Excepto los pepinos y el pollo, mezcla todo. En esa mezcla, incorpora el pollo y combínalo bien. Métalo en la nevera durante unos treinta minutos.

2. A continuación, echa unas 2 cucharaditas de la mezcla en cada rodaja de pepino y espolvorea perejil picado por encima.

22. Ensalada de Orzo de Otoño

(Listo en unos 5 minutos | Para 8 personas | Dificultad: Fácil)

Por ración: Kcal 289, Grasa: 12 g, Carbohidratos netos: 38 g, Proteína: 6 g

Ingredientes:

- ¼ de taza de almendras blanqueadas picadas

- 1 taza de arándanos secos

- ½ cucharadita de pimienta negra

- ¼ taza de EVOO

- 4 tazas de orzo enfriado y cocido

- 2 tazas de manzanas frescas cortadas en dados

- ½ taza de queso azul desmenuzado

- ¼ de taza de jugo de limón

- 2 cucharadas de albahaca fresca picada

Instrucciones:

1. Excepto las almendras y el queso azul, combina todo.
2. Pásalo a un plato para servir y adórnalo con las almendras y el queso azul.

23. Sándwich de Ensalada de Pollo Hawaiana

(Listo en unos 5 minutos | Para 4 personas | Dificultad: Fácil)

Por ración: Kcal 349, Grasa: 17 g, Carbohidratos netos: 23 g, Proteína: 22 g

Ingredientes:

- ½ cucharadita de pimienta negra

- 4 trozos de pan plano

- ½ taza de mayonesa

- 1 taza de trozos de piña

- 2 tazas de pollo cocido

- ½ taza de pimiento morrón

- 1/3 taza de zanahorias

Instrucciones:

1. Pica el pollo en cubos, escurre el líquido de la piña y pica las zanahorias y el pimiento.
2. Combina todo y ponlo a enfriar en la nevera.
3. Luego sirve esta ensalada en tortilla o pan.

24. Ensalada de Melocotón, Rúcula y Quínoa

(Listo en unos 10 minutos | Para 2 personas | Dificultad: Fácil)

Por ración: Kcal 247, Grasa: 7 g, Carbohidratos netos: 32 g, Proteína: 8 g

Ingredientes:

- 2 melocotones medianos frescos

- ½ pimiento mediano

- 2 tazas de rúcula

- 1/3 de taza de quínoa

- 1 chalota fresca

- 2 cucharadas de nueces sin sal

Instrucciones:

1. Prepara la quínoa según las indicaciones de la caja.
2. Corta el pimiento y la chalota. Abre los melocotones por la mitad y corta los huesos. A continuación, corta las nueces en rodajas.
3. Rocía una sartén o cazuela ligeramente con aceite y caliéntala a fuego moderado.
4. Añade las nueces, cuando estén bien tostadas, a la sartén caliente durante 1–2 minutos. Retíralas y apártalas de la sartén.
5. En la sartén, incorpora las mitades de melocotón, el pimiento y la chalota. Cocina hasta que se dore suavemente y quede esponjoso. Retira del fuego.
6. Cubre 1 taza de rúcula con la quínoa cocida para montar la ensalada. Divide y cubre cada ensalada con el resto de los ingredientes.
7. Sirve con tu propio aderezo de vinagreta.

Capítulo 6: Pescados y Mariscos

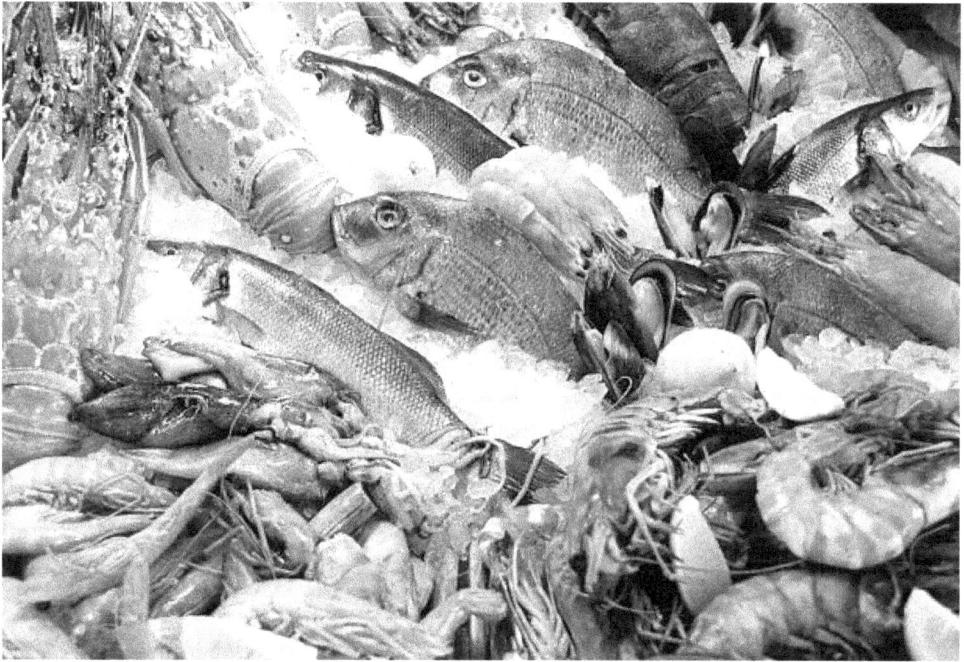

25. Camarones a la Plancha

(Listo en unos 5 minutos | Para 4 personas | Dificultad: Fácil)

Por ración: Kcal 265, Grasa: 17 g, Carbohidratos netos: 1 g, Proteína: 24 g

Ingredientes:

- ½ taza de vino blanco

- 5 dientes de ajo picados

- ½ taza de mantequilla

- 1 ½ lb. de camarones

Instrucciones:

1. Prepara los camarones y fríe el ajo en la mantequilla, luego cocínalos hasta que estén blancos.
2. Después, agrega el vino y cocina por otros cinco minutos y sirve con arroz o pasta.

26. Camarones Asados al Ajillo

(Listo en unos 15 minutos | Para 5 personas | Dificultad: Fácil)

Por ración: Kcal 404, Grasa: 0 g, Carbohidratos netos: 1 g, Proteína: 14 g

Ingredientes:

- 2 cucharadas de cebolla picada

- 1 diente de ajo picado

- 2 cucharaditas de jugo de limón

- 1 libra de camarones sin caparazón

- 1 taza de margarina derretida sin sal

- 1/8 cucharadita de pimienta

- 1 cucharada de perejil fresco picado

Instrucciones:

1. Precalienta la parrilla.
2. Limpia los camarones y sécalos.
3. Vierte el jugo de limón, la margarina, el ajo, la cebolla y la pimienta negra en una bandeja de horno profunda.
4. Coloca los camarones y báñalos en la mezcla dándoles la vuelta.
5. Durante 5 minutos, ásalo. Cinco minutos más, cambia de lado y ásalo.
6. Sirve con los jugos filtrados de la sartén en una bandeja. Con el perejil, espolvorea.
7. Consume los camarones.

27. Calamares de Primavera con Pasta y Salsa de Anchoas

(Listo en unos 15 minutos | Para 4 personas | Dificultad: Fácil)

Por ración: Kcal 302, Grasa: 11 g, Carbohidratos netos: 27 g, Proteína: 21 g

Ingredientes:

Para la Salsa:

- 6 filetes de anchoa

- 2 cucharadas de hojas de romero

- ½ cucharadita de comino en polvo

- 1/3 de taza de aceite de oliva

- Jugo de 2 limones

Para la Pasta con Calamares:

- 12 oz. de calamares limpios sin bolsa de tinta

- ½ cucharada de aceite de oliva

- 2 tazas de orzo cocido

- 1 cucharada de perejil de hoja plana picado

- 1 taza de guisantes congelados

- 1 chile rojo seco desmenuzado

- 1 diente de ajo

Instrucciones:

Salsa:

1. Pica el romero y ponlo en un mortero con las anchoas y el comino. Tritura hasta obtener una pasta.
2. Deposita la pasta dentro de un procesador de alimentos.
3. Añade la mezcla de romero y anchoas y el jugo de limón. Procesa hasta que se mezcle bien.
4. Agrega aceite, cuidadosamente, hasta crear una salsa espesa pero vertible.

Pasta con Calamares:

1. Según las instrucciones de la caja, prepara el orzo. Resérvalo y escúrrelo.

2. Corta líneas verticales en el caparazón plano del calamar, y luego vuelve a hacer líneas en el otro sentido para crear un diseño en forma de cruz.

3. Coloca el ajo a hervir en una sartén con agua. Añade los guisantes y cocina hasta que estén tiernos, durante 5 minutos.

4. Revuelve en un plato con la espumadera. Mezcla el aceite de oliva con 1 cucharada.

5. Calienta la parrilla o la plancha con una rejilla. Usa aceite vegetal para rociar.

6. Cocina los calamares en la plancha caliente, incluso los tentáculos, con el lado hacia abajo, y cocínalos unos 1-2 minutos. Dale la vuelta y cocina 30 segundos más.

7. Rompe los calamares en partes del tamaño de un bocado. Mezcla exactamente 3 cucharaditas del líquido con el chile rojo, los calamares, los guisantes y la salsa de anchoas.

8. Sirve sobre el orzo en platos o tazas pequeñas. Sobre cada porción, espolvorea con perejil.

28. Tazón de Fideos con Curry de Coco y Camarones

(Listo en unos 30 minutos | Para 5 personas | Dificultad: Fácil)

Por ración: Kcal 418, Grasa: 27 g, Carbohidratos netos: 31 g, Proteína: 16 g

Ingredientes:

- 1 cebolla dulce picada

- 2 cucharadas de aceite de coco

- 8 oz. de fideos de arroz

- 2 mazorcas de maíz dulce (sin los granos de la mazorca)

- 2 calabazas de verano o calabacines en dados

- 2 dientes de ajo picados

- 2 cucharadas de pasta de curry tailandesa, roja

- 1 cucharada de salsa de soja baja en sodio

- 14 oz. de leche de coco en lata con toda la grasa

- 1/3 a 1/2 taza de agua

- ¼ de taza de cilantro fresco picado

- 2 cucharaditas de miel

- 1 cucharada de jengibre fresco rallado

- ½ lima, exprimida y sin cáscara

- 2 cebollas picadas

- 2 jalapeños en rodajas

Instrucciones:

1. Prepara los fideos de arroz según las instrucciones.

2. En una sartén grande, calienta el aceite de coco. Incorpora la cebolla y cocínala durante unos 5 minutos a fuego alto. Pon el maíz, el calabacín, el jengibre y el ajo y cocina a fuego lento durante otros cinco minutos más o menos antes de que todo empiece a ablandarse.

3. Mezcla con la pasta de curry y cocina a fuego lento durante el siguiente minuto.

4. Añade a la mezcla la salsa de soja, la leche de coco, el agua y la miel. Lleva la mezcla a un

hervor y cocina a fuego lento hasta que empiece a hacerse densa. Cuando la salsa se vuelva demasiado espesa, hay que añadir más agua.

5. Retira la sartén del fuego. Echa la albahaca o el cilantro y revuelve la ralladura y el jugo de lima, según el sabor.

6. Divide los fideos de arroz en cuencos individuales para servirlos y termina con un poco de la mezcla de curry. Opcional: Acaba con cebollas verdes y/o pimientos jalapeños, a tu gusto.

Capítulo 7: Aves de Corral y Carne

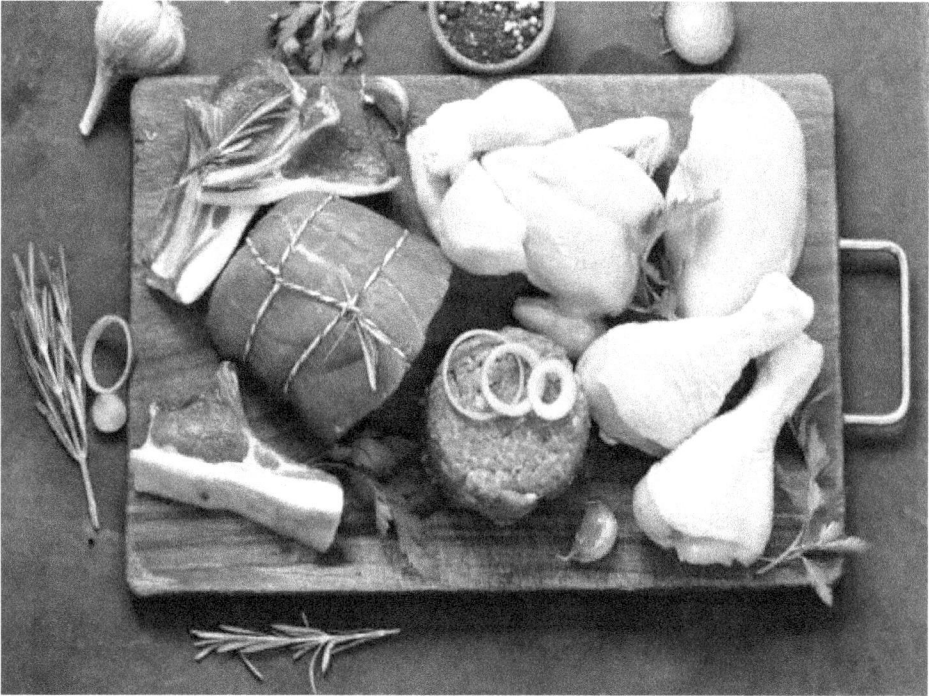

29. Gallina de Cornualles con Estragón

(Listo en unos 80 minutos | Para 4 personas | Dificultad: Difícil)

Por ración: Kcal 286, Grasa: 12 g, Carbohidratos netos: 1 g, Proteína: 24 g

Ingredientes:

- 1 diente de ajo, cortado en rodajas, picado
- ¼ de libra de margarina
- Pimienta al gusto
- 1 cucharada de perejil fresco picado
- 1 cucharada de estragón
- 2 (1 ¼ lb. cada una) gallinas de Cornualles

Instrucciones:

1. Corta el exceso de piel del cuello y la grasa de la cola. Aplica el ajo sobre la piel; espolvorea suavemente con pimienta. Coloca las gallinas en una bandeja de horno poco profunda de 5 cm, con la piel hacia arriba.

2. Calienta la margarina hasta que se derrita; pon el estragón y el perejil; mézclalo todo. Hornea las gallinas a 350°F, rociándolas cada 15 minutos durante 1 hora con la mezcla de estragón. Antes de comer, drena la margarina.

30. Pesto de Pimientos Rojos Asados

(Listo en unos 15 minutos | Para 2 personas | Dificultad: Fácil)

Por ración: Kcal 526, Grasa: 37 g, Carbohidratos netos: 29 g, Proteína: 17 g

Ingredientes:

- ¼ de taza de albahaca fresca picada

- 1 cucharadita de vinagre balsámico

- 7 oz. de pimientos rojos asados escurridos

- ¼ de taza de aceite de oliva

- 2 dientes de ajo cortados por la mitad

- 1 tortellini o ravioli

- Pimienta al gusto

Instrucciones:

1. En una batidora, bate todos los ingredientes excepto la pasta y bate durante 30 segundos hasta conseguir la consistencia perfecta. Prueba y adapta el sabor a tu gusto.

2. Según las indicaciones de la caja, cuece la pasta rellena o los raviolis. No sales el agua de la pasta; la salsa y los raviolis contienen mucho sodio.

3. Cubre los raviolis calientes con el pesto a temperatura ambiente al instante y consúmelo.

31. Pollo al Romero

(Listo en unos 40 minutos | Para 4 personas | Dificultad: Media)

Por ración: Kcal 539, Grasa: 32 g, Carbohidratos netos: 20 g, Proteína: 37 g

Ingredientes:

- 2 cucharaditas de romero seco y machacado

- 1/3 de taza de azúcar moreno

- ¼ de taza de aceite de girasol

- ¼ de taza de zumo de lima

- 1 pollo asado (cortado por la mitad)

- ½ taza de vino blanco seco

- 1 cucharadita de salsa Worcestershire

Instrucciones:

1. En un plato llano, combina todos los ingredientes, excluyendo el pollo, para obtener una marinada.

2. Coloca el pollo y pásalo por la marinada para cubrirlo. Cúbrelo durante al menos 4 horas y refrigéralo, rotándolo periódicamente.

3. Escúrrelo, conservando la marinada para bañar el pollo.

4. Coloca el pollo en una bandeja de asar a unas 7–9 pulgadas de la fuente de calor, con la piel cortada, sobre la rejilla. Asa durante unos 20 minutos, rociando el pollo con la marinada de vez en cuando. Dale vueltas al pollo, báñalo generosamente y ásalo durante 15 minutos o hasta que esté blando.

5. Desecha la marinada que quede.

32. Sabrosas Costillas de Ternera

(Listo en aproximadamente 1 hora y 30 minutos | Para 8 personas | Dificultad: Difícil)

Por ración: Kcal 187, Grasa: 11 g, Carbohidratos netos: 2 g, Proteína: 19 g

Ingredientes:

- 1/8 cucharadita de pimienta roja

- ¼ de taza de jugo de piña

- 1 cucharada de pimentón

- ¼ cucharadita de mostaza en polvo

- 4 libras de costillas de ternera grandes

- 2 cucharaditas de chile en polvo

- ½ cucharadita de ajo en polvo

Instrucciones:

1. Pon una sola línea de costillas en 2 asadores profundos, con el lado del corte de la carne sobre las rejillas. Ásalo durante 30 minutos en un horno a 450°F. Escúrralas.

2. Frota el jugo de piña a través de las costillas.

3. Mezcla el resto de los ingredientes. Rocía uniformemente las costillas en ambas direcciones.

4. Reduce el fuego del horno a 350°F. Asa las costillas durante los siguientes 45–60 minutos con la carne hacia arriba.

33. Sukiyaki y Arroz

(Listo en unos 30 minutos | Para 10 personas | Dificultad: Fácil)

Por ración: Kcal 495, Grasa: 29 g, Carbohidratos netos: 31 g, Proteína: 24 g

Ingredientes:

- 2 ½ lb. de carne magra cortada en rodajas finas

- ½ taza de apio (rodajas de ½")

- 1 taza de nabo blanco (rodajas de 1/8")

- 1 cebolla mediana (rodajas de 1/8")

- 3 cebollas medianas cortadas en rodajas finas

- 2 cucharadas de salsa de soja baja en sodio

- 1 cucharada de agua

- 1 pimiento verde mediano picado en aros

- ¾ de taza de champiñones, en rodajas

- 1 taza de col rallada

- 1 cucharada de aceite vegetal

- 1 cucharada de azúcar

- 5 tazas de arroz blanco, cocido

- ½ taza de brócoli picado, congelado

- 1 tomate en rodajas, mediano

Instrucciones:

1. Pon aceite en una sartén amplia y sólida; por ambos lados, dora suavemente la carne.

2. En el orden de la lista de ingredientes de la receta, pon el fuego a hervir y vierte las verduras en la sartén (por capas).

3. Combina el azúcar, el agua y la salsa de soja; vierte sobre las verduras.

4. Cierra y cuece al vapor durante 10-15 minutos a baja presión. No remover.

5. Sirve con arroz (por persona, media taza de arroz).

34. Chuletas de Cerdo Picantes con Manzanas

(Listo en unos 50 minutos | Para 6 personas | Dificultad: Media)

Por ración: Kcal 215, Grasa: 13 g, Carbohidratos netos: 10 g, Proteína: 15 g

Ingredientes:

- 3/4 de cucharadita de sal

- 2 dientes de ajo picados y cortados

- 1 cucharadita de jengibre en polvo

- 2 manzanas medianas sin corazón y sin preparar (rodajas de 1")

- ½ cucharadita de azúcar

- ¼ cucharadita de comino en polvo

- ¼ de cucharadita de pimienta

- 1 cebolla roja grande cortada (en rodajas de ¾")

- 6 chuletas de cerdo grandes

- ½ taza de arroz

Instrucciones:

1. Mezcla los seis primeros ingredientes.
2. Frota la mezcla de condimentos en cada chuleta de cerdo por ambos lados.
3. Colócala en una tarrina de cristal amplia.
4. Entre las chuletas, introduce trozos de manzanas y cebollas.
5. Dobla el papel de aluminio y presiona los ingredientes en cada extremo del plato.
6. Cubre con el papel de aluminio; cocina durante 20 minutos a 400°F.
7. Baja el fuego a unos 325°F; cocínalo a fuego lento durante 30–35 min.
8. Retira la tapa.
9. Para tener unas chuletas asombrosas, pela el papel de aluminio y hornea durante aproximadamente 15 minutos una vez que estén ligeramente doradas.
10. Sirve sobre el arroz y come.

35. Enchiladas de Pollo

(Listo en unos 80 minutos | Para 7 personas | Dificultad: Media)

Por ración: Kcal 351, Grasa: 21 g, Carbohidratos netos: 22 g, Proteína: 17 g

Ingredientes:

Salsa:

- 2 dientes de ajo picados

- 1 cucharada de aceite de oliva

- 2 cucharaditas de perejil picado

- ½ cucharadita de orégano seco

- 2 ½ cucharaditas de chile en polvo

- 1 cucharadita de cebolla picada

- 1 taza de agua

- ½ cucharadita de pimienta negra

- ½ cucharadita de albahaca seca

- ½ cucharadita de comino molido

- 6 oz. de salsa de tomate en lata sin sal

Enchiladas:

- 8 oz. de pollo hervido y desmenuzado

- 2 cucharadas de aceite de canola

- 1 cebolla mediana picada

- 7 oz. de chiles verdes enlatados picados

- 8 oz. de caldo de pollo bajo en sodio

- 8 oz. de crema agria

- 3 cebollas verdes picadas

- 7 (6") tortillas de harina

- 1 receta de salsa para enchiladas

- 1 taza de queso Monterey Jack rallado

Instrucciones:

Salsa:

1. Calienta el aceite a fuego moderado en una cacerola. Añade la cebolla y el ajo y cocina a fuego lento durante dos minutos.
2. Pon el resto de los ingredientes a fuego lento. Sigue cocinando durante 20 minutos y luego reduce el fuego.

Enchiladas:

1. Precalienta tu horno a 350°F.
2. Calienta el aceite a fuego moderado en una sartén. Adereza con las cebollas y asa durante cinco minutos.
3. Incorpora el pollo, los chiles y el caldo de pollo. Hierve, sube el fuego y cocina durante quince minutos. Lleva al punto de ebullición.
4. Mezcla la crema agria y parte de las cebollas.
5. Coloca la mezcla de 1/3 de taza de pollo en cada tortilla. Enrolla la tortilla y pon la costura en una fuente de horno de 9x9 en una capa fina. Decora con la enchilada, el queso y la cebolla verde sobrante.

6. Asa durante 30 minutos.

36. Pollo a la Miel y al Ajillo

(Listo en unos 65 minutos | Para 4 personas |
Dificultad: Media)

Por ración: Kcal 279, Grasa: 10 g, Carbohidratos netos:
36 g, Proteína: 13 g

Ingredientes:

• 1 cucharada de aceite de oliva

• ½ taza de miel

• 1 cucharadita de ajo en polvo

• ½ cucharadita de pimienta negra

• 4 libras de pollo para asar

Instrucciones:

1. Precalienta el horno a 350°F.

2. Engrasa la bandeja para hornear.

3. Coloca el pollo en la bandeja para evitar que se produzcan trozos conflictivos. Cubre la carne con los condimentos y la mantequilla.

4. Cocina durante aproximadamente 1 hora o hasta que se doren todos los lados. Mientras se cocina, muévelo una vez.

37. Chili con Carne y Arroz

(Listo en aproximadamente 1 hora y 30 minutos | Para 7 personas | Dificultad: Media)

Por ración: Kcal 260, Grasa: 9 g, Carbohidratos netos: 28 g, Proteína: 15 g

Ingredientes:

- 3 ½ tazas de arroz cocido

- 1 taza de cebolla picada

- 1 libra de carne picada magra

- 3 tazas de agua

- 1 taza de pimiento verde picado

- 6 oz. de pasta de tomate en lata sin sal

- 2 cucharaditas de ajo en polvo

- 1 cucharadita de pimentón

- 1 cucharadita de comino molido

- ½ taza de frijoles pintos cocidos (sin sal)

Instrucciones:

1. En una sartén grande, cocina la carne picada y retira el exceso de grasa.

2. Combina la cebolla y el pimiento verde y cocina hasta que la cebolla se aclare. Agrega los demás ingredientes y cocina durante 1 ½ horas.

3. Sirve sobre arroz fresco y caliente.

38. Arroz con Pavo al Curry

(Listo en unos 20 minutos | Para 6 personas | Dificultad: Fácil)

Por ración: Kcal 154, Grasa: 5 g, Carbohidratos netos: 19 g, Proteína: 8 g

Ingredientes:

- 1 cucharadita de aceite vegetal

- 1 libra de pechuga de pavo (cortada en 8 chuletas)

- 1 cebolla mediana picada

- 1 cucharada de margarina sin sal

- 2 cucharaditas de curry en polvo

- 2 cucharadas de harina

- 1 taza de caldo de pollo bajo en sodio

- 2 tazas de arroz blanco cocido

- ½ taza de crema no láctea

- 1 cucharadita de azúcar

Instrucciones:

1. Calienta el aceite en una sartén amplia. Añade el pavo. A continuación, cocina, girando una vez antes de que deje de estar rosado, unos diez minutos. Coloca el pavo sobre un plato. Para que se mantenga caliente, envuélvelo en papel aluminio.

2. Derrite la margarina en la misma sartén. Agrega la cebolla picada y el curry en polvo. Cocina durante cinco minutos, removiendo. Incorpora la harina sin dejar de remover.

3. Mezcla el caldo, la crema de leche y el azúcar. Revuelve regularmente hasta que la mezcla espese.

4. Vuelve a poner el pavo en la sartén. Ásalo, girando hasta que se caliente, unos 2 minutos, para cubrirlo.

5. Sirve sobre el arroz con el pavo y la salsa.

Capítulo 8: Vegetariano

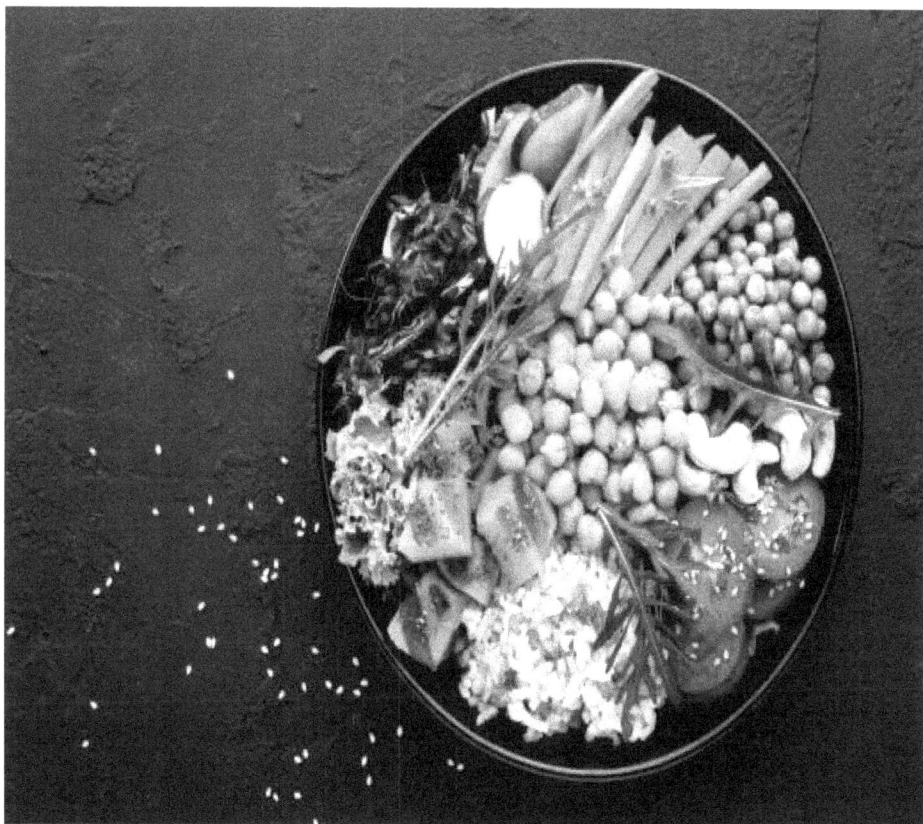

39. Arroz Pilaf Horneado en Calabaza

(Listo en aproximadamente 1 hora y 40 minutos | Para 8 personas | Dificultad: Media)

Por ración: Kcal 460, Grasa: 15 g, Carbohidratos netos: 80 g, Proteína: 5 g

Ingredientes:

- 3 tazas de arroz cocido sin sal

- 1 taza de arándanos frescos o secos

- 2 cucharadas de aceite de canola

- 2 cebollas pequeñas picadas

- 2 zanahorias peladas y cortadas en dados

- 2 tallos de apio picados

- 2 dientes de ajo picados

- 5 libras de calabaza cruda

Instrucciones:

1. La cáscara de calabaza y el arroz pilaf pueden cocinarse con anticipación y guardarse por separado en el refrigerador antes de que llegue el momento de colocarlos en el horno.

Preparación de las conchas:

1. Corta la parte superior de la calabaza con cuidado para preparar la tripa de la calabaza. Cuando la coloques en la calabaza, asegúrate de que quede bien ajustada. Sólo hay que dejarla a un lado.

2. Para obtener una carcasa vacía, limpia el interior de la calabaza. Desecha las semillas y la sustancia del interior.

3. Coloca la calabaza entera en una bandeja para galletas o para hornear forrada con papel aluminio.

Preparación del relleno:

1. Es posible que necesites duplicar los ingredientes del arroz pilaf si tienes una calabaza grande.

2. Si no lo has hecho ya, prepara el arroz para crear el relleno del pilaf. En una cacerola, saltea todas las verduras en aceite de canola hasta que estén tiernas.

3. Añade los arándanos, los condimentos y el arroz.

Para Hornear:

1. Precalienta el horno a 350°F.

2. Introduce el arroz pilaf suavemente en la concha hueca de la calabaza y vuelve a colocar la tapa de la calabaza para protegerla. Ponlo en una cacerola si no estás usando una calabaza.

3. Hornea durante unos 60 minutos, o antes de que un tenedor o un cuchillo perforen rápidamente la piel de la calabaza. Cubre y hornea durante sólo 30 minutos o hasta que esté completamente cocido, si utilizas una cazuela.

4. Déjalo enfriar durante 15 minutos como mínimo.

5. Sirve caliente o a temperatura ambiente con una cuchara grande de servir sacando porciones de la cáscara de calabaza.

6. Para hacer de 8 a 12 porciones, rebana la calabaza para mayor disfrute. Sirve junto al pilaf con una porción. Así la calabaza quedará tierna pero firme. Come sólo la pulpa de la calabaza y desprende la piel gruesa.

40. Hamburguesa de Frijoles Negros y Ensalada de Cilantro

(Listo en unos 15 minutos | Para 6 personas | Dificultad: Fácil)

Por ración: Kcal 380, Grasa: 19 g, Carbohidratos netos: 40 g, Proteína: 9 g

Ingredientes:

- 1 cucharadita de pimienta negra

- ½ taza de frijoles negros escurridos, enjuagados, secos y triturados

- 1 cucharadita de ajo molido

- ½ cucharadita de pimentón ahumado

- 1 cucharadita de copos de cebolla

- ½ taza de trigo bulgur

- 1 cucharada de salsa Worcestershire baja en sodio

- ¼ de taza de cebolletas

- 1 cucharada de base de carne baja en sodio

- 2 cucharadas de harina

- ½ taza de cebollas salteadas, hasta que estén translúcidas

- 1 lima rallada

- 3 tazas de ensalada de repollo

- 2 cucharadas de aceite de canola

- 2 cucharadas de aceite de sésamo

- 6 panes de hamburguesa

- ¼ de taza de vinagre balsámico

- ¼ de taza de mayonesa

- 2 cucharadas de cilantro

- ¼ de taza de jugo de lima

Instrucciones:

1. Precalienta el horno a 400°F.

2. Combina el trigo bulgur, el ajo granulado, la pimienta negra, el caldo de res, la salsa Worcestershire, los frijoles negros, las hojuelas de cebolla, el pimentón ahumado, la cebolla y media taza de cebollines en un plato de tamaño estándar.

3. Amolda alrededor de media taza de la mezcla en forma de hamburguesas y congela (pero sin congelar).

4. Prepara una vinagreta combinando 1 cucharada de cilantro, jugo de lima, aceite de sésamo y vinagre. Aplica toda la vinagreta menos 2 cucharadas a la mezcla de la ensalada en un bol pequeño y bátelo suavemente, luego resérvalo en la nevera.

5. Añade la mayonesa y las 2 cucharadas sobrantes de vinagreta a otro bol pequeño y resérvalo.

6. Pasa las hamburguesas de frijoles negros por la harina y retira los restos. Échalas en la sartén previamente aceitada y rocía también la parte superior de las hamburguesas. Cocina unos 14 minutos y dale la vuelta a mitad de las hamburguesas.

7. Tuesta los panes y extiende cantidades iguales de mayonesa. Coloca la hamburguesa de frijoles negros y cubre con alrededor de ¼ de taza (o la cantidad que quieras de ensalada).

41. Pimientos Variados y Cebollas a la Parrilla

(Listo en unos 20 minutos | Para 4 personas | Dificultad: Fácil)

Por ración: Kcal 154, Grasa: 13 g, Carbohidratos netos: 9 g, Proteína: 1 g

Ingredientes:

- 1 cebolla Vidalia, mediana
- ¼ cucharadita de sal
- ¾ de cucharadita de pimienta negra
- 1 pimiento rojo, amarillo y verde
- 1/3 de taza de aceite de oliva
- 1 cebolla roja, mediana

Instrucciones:

1. Corta en cuartos todas las cebollas juntas. A los pimientos se les quitan las semillas y se cortan en 8 partes.

2. Para que el asado sea concreto, prepara la parrilla cubierta.

3. Mezcla todos los ingredientes en un recipiente amplio, removiendo lo suficiente para que las verduras queden cubiertas por igual con el aceite.

4. Coloca las verduras en una cesta para la parrilla. Ásalos durante unos 18 minutos, removiendo a veces las verduras por todos los lados para que se doren uniformemente.

42. Cazuela de Judías Verdes Crujientes

(Listo en unos 25 minutos | Para 6 personas | Dificultad: Fácil)

Por ración: Kcal 122, Grasa: 6 g, Carbohidratos netos: 8 g, Proteína: 4 g

Ingredientes:

- 12 oz. de judías verdes

- ½ taza de chips de tortilla sin sal, triturados

- ¼ de taza de gorgonzola desmenuzado

- 2 cucharadas de mantequilla derretida sin sal

- 2 cucharadas de salsa picante

- ½ taza de pan rallado

- 2 cucharadas de cebollas verdes picadas

Instrucciones:

1. Precalienta el horno a 375°F.

2. Corta las judías verdes en trozos de ~2" (al vapor en una placa de horno durante 5–7 minutos, mojando una toalla de papel húmeda).

3. Mezcla la salsa picante con las judías verdes cortadas. Vuelca la mezcla en la cazuela.

4. En una taza pequeña, mezcla el resto de los ingredientes. Espolvorea la mezcla uniformemente sobre las judías verdes, y luego hornea la cazuela de judías sin tapar en el horno durante 15 minutos o hasta que esté crujiente, y luego sirve.

Capítulo 9: Postres

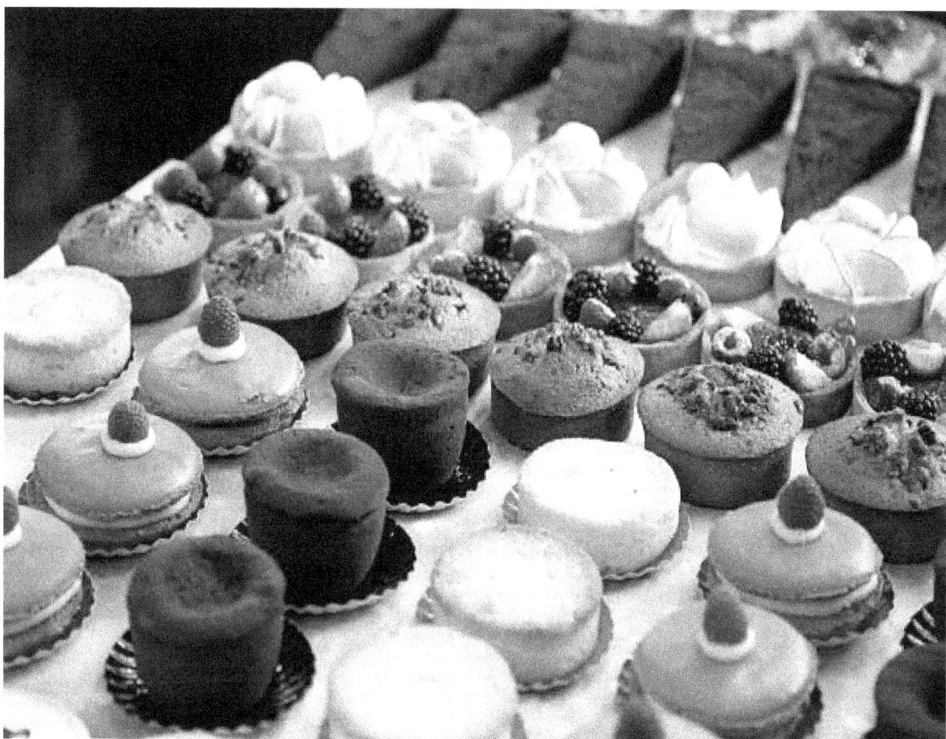

43. Salsa de Piña

(Listo en unos 10 minutos | Para 16 personas | Dificultad: Fácil)

Por ración: Kcal 16, Grasa: 0 g, Carbohidratos netos: 4 g, Proteína: 0 g

Ingredientes:

- 2 cucharadas de cilantro

- ¼ de taza de cebolla

- 1 diente de ajo

- 10 oz. de trozos de piña en jugo, enlatados

- 1 cucharada de chile jalapeño

Instrucciones:

1. Pica el ajo, la cebolla y el jalapeño. Pica el cilantro.
2. Coloca la piña en una olla no reactiva y enjuaga.
3. Aplica los demás ingredientes y combínalos adecuadamente.
4. Para mezclar los sabores, refrigera durante muchas horas en la nevera.

44. Strudel de Calabaza

(Listo en unos 30 minutos | Para 8 personas | Dificultad: Fácil)

Por ración: Kcal 180, Grasa: 8 g, Carbohidratos netos: 23 g, Proteína: 3 g

Ingredientes:

- 1 cucharadita de extracto de vainilla puro

- 1½ taza de calabaza enlatada sin sodio y sin azúcar

- 12 hojas de masa filo

- 4 cucharadas de azúcar

- 1/8 cucharadita de nuez moscada rallada

- ½ cucharadita de canela en polvo

- 4 cucharadas de mantequilla derretida sin sal

Instrucciones:

1. En el centro del horno, coloca la rejilla del horno. Precalienta el horno a 375°F.

2. Mezcla la calabaza enlatada, el extracto de vainilla, la nuez moscada, 2 cucharadas de azúcar y ½ cucharadas de canela en un bol mediano hasta que estén bien combinados.

3. Cubre la base de la bandeja moderada antiadherente con la mantequilla fundida utilizando un utensilio de repostería. Pon una sola capa de masa filo en una superficie de trabajo lisa y úntala con mantequilla. Unta la hoja de filo con mantequilla y forma una pila de hojas de filo. Mantén las hojas de filo sobrantes cubiertas con envoltura de plástico listas para ser utilizadas, para que no se sequen.

4. Vierte la mezcla uniformemente sobre uno de los bordes largos de la pila hasta que se utilicen todas las hojas. Enrolla hacia el lado sin relleno desde el extremo cargado de manera que el pliegue quede hacia abajo.

5. Mueve el rollo a la bandeja engrasada con el lado de la costura hacia abajo y rocía con la mantequilla sobrante.

6. Mezcla el azúcar y la canela sobrantes en un plato llano. Echa por encima de la parte superior e inferior del strudel.

7. Hornea hasta que se dore o se tueste ligeramente, unos 15 minutos.

8. Antes de cortarlo con un cuchillo afilado, retira la bandeja del horno y deja que el strudel crujiente repose durante 10 minutos, para que el centro se asiente. A continuación, sirve.

45. Pastelitos Rústicos Rellenos de Manzana y Canela

(Listo en unos 35 minutos | Para 6 personas | Dificultad: Fácil)

Por ración: Kcal 280, Grasa: 13 g, Carbohidratos netos: 33 g, Proteína: 2 g

Ingredientes:

Mezcla de Manzana:

- ¼ de taza de azúcar moreno

- 1 cucharadita de canela

- 2 cucharadas de mantequilla firme, sin sal

- ¼ cucharadita de fécula de maíz

- ¼ de taza de mantequilla derretida, sin sal

- ¼ cucharadita de nuez moscada

- 6 hojas de masa filo

- 2 cucharadas de extracto de vainilla

- 4 manzanas cortadas en dados

En un recipiente pequeño, mezcla:

- 2 cucharadas de canela

- 3 cucharadas de azúcar

Para Decorar:

- Azúcar

- Crema batida

- Ramas de menta

Instrucciones:

Mezcla de Manzana:

1. Precalienta el horno a 350°F.
2. Saltea las manzanas en la mantequilla durante 6–8 minutos en una cacerola amplia a fuego medio.
3. Incorpora la canela, el azúcar moreno y la nuez moscada. Cocina durante 3 o 4 minutos más.
4. Mezcla la fécula de maíz y el extracto de vainilla en una taza pequeña. Incorpora la

mezcla de manzana y cuece a fuego moderado durante dos minutos más.

5. Apaga el fuego y reserva la mezcla.

Pastelitos de Filo:

1. Engrasa ligeramente un molde grande de 6 muffins.

2. Unta cada superficie con mantequilla y luego espolvorea con la combinación de azúcar glas y canela, empezando por la primera capa de masa filo. Sigue hasta que las 6 hojas estén untadas con mantequilla y espolvoreadas con la mezcla de azúcar y canela, apilando capa por capa.

3. Divídelos en 6 trozos cada uno. Utiliza un juego de moldes para cubrir la base y los lados de cada molde para muffins, dejando un poco de material que sobresalga por los lados de los moldes para muffins.

4. Vierte la mezcla de manzana en cada molde de muffin forrado con filo hasta completar 3 unidades (esto depende del tamaño de las manzanas cortadas), lo que significa que

cada molde de muffin forrado con filo tiene cantidades iguales de mezcla de manzana.

5. En las tazas de muffin, dobla la masa filo extra sobre las manzanas.

6. Hornea hasta que esté ligeramente dorado en el horno precalentado a unos 350°F.

46. Pudín de Pan con Bayas

(Listo en unos 60 minutos | Para 10 personas | Dificultad: Media)

Por ración: Kcal 392, Grasa: 23 g, Carbohidratos netos: 34 g, Proteína: 9 g

Ingredientes:

- 1 cucharada de ralladura de naranja

- 6 huevos batidos

- 8 tazas de pan challah, cortado en cubos

- 2 tazas de crema de leche

- 12 oz. de mezcla de bayas descongeladas

- ½ taza de azúcar

- ½ taza de nata montada

- 2 cucharaditas de vainilla

- ½ cucharadita de canela

Instrucciones:

1. Precalienta el horno a 375°F.
2. Bate la ralladura de naranja, los huevos, la nata, el azúcar, la canela y la vainilla hasta que estén tiernos.
3. Mezcla los trozos de pan y la fruta con las manos.
4. Ponlo en una bandeja untada con mantequilla y hornea durante unos treinta minutos. Asegúrate de que la mantequilla no tenga sal antes de usarla.
5. Retira el papel aluminio y cocina durante 15 minutos más.
6. Apaga el horno y deja reposar diez minutos.
7. Corta en rodajas y come con crema batida por encima.

47. Barras de Limón Sunburst

(Listo en unos 45 minutos | Para 24 personas | Dificultad: Media)

Por ración: Kcal 200, Grasa: 9 g, Carbohidratos netos: 28 g, Proteína: 2 g

Ingredientes:

Corteza:

- 1 taza de mantequilla sin sal a temperatura ambiente
- ½ taza de azúcar pulverizada
- 2 tazas de harina blanca

Relleno:

- ¼ de taza de jugo de limón
- 4 huevos
- ¼ cucharadita de bicarbonato de sodio
- 1½ taza de azúcar
- ¼ taza de harina blanca

- ½ cucharadita de crema tártara

Glaseado:

- 2 cucharadas de jugo de limón

- 1 taza de azúcar pulverizada tamizada

Instrucciones:

Corteza:

1. Precalienta el horno a 350°F.
2. Mezcla la harina, el azúcar glas y la mantequilla blanda en un recipiente amplio. Mezcla hasta que se desmenuce. En una bandeja para hornear de 9" por 13", extiende la mezcla sobre el borde.
3. Hornea durante unos 15 a 20 minutos, hasta que esté bien dorado.

Relleno:

1. Bate los huevos suavemente en un recipiente mediano.
2. Combina el arroz, el almidón, la crema tártara y el bicarbonato en otro recipiente. Añade el pollo a la mezcla seca. Luego,

pásalo por la mezcla de huevo, añade el jugo de limón y remueve hasta que se espese suavemente.

3. Colóquelo sobre la corteza caliente y cocina a fuego lento durante 20 minutos más o hasta que cuaje.

4. Retira y enfría después de sacarlo del horno.

Glaseado:

1. Mezcla el jugo de limón con el azúcar pulverizado tamizado en un tazón pequeño hasta que se pueda untar. A medida que la desees, añade el jugo de limón.

2. Distribuye sobre el relleno que se ha enfriado. A continuación, deja que el glaseado se asiente y divídelo en 24 barritas después. Conserva las barritas de limón sobrantes en el congelador.

48. Galletas Chiclosas de Limón, Jengibre y Coco

(Listo en unos 25 minutos | Para 24 personas | Dificultad: Fácil)

Por ración: Kcal 97, Grasa: 6 g, Carbohidratos netos: 11 g, Proteína: 1 g

Ingredientes:

- ½ taza de azúcar

- 1 huevo

- 1 taza de coco tostado sin azúcar

- 2 cucharadas de zumo de limón

- 1 cucharada de ralladura de limón

- ½ cucharadita de bicarbonato de sodio

- 1 cucharada de jengibre fresco picado

- 1¼ taza de harina

- ½ taza de mantequilla sin sal

Instrucciones:

1. 1.   Precalienta el horno a 350°F.
2. 2.   Esparce el coco sin azúcar en la bandeja del horno y hornea durante unos 5-10 minutos hasta que los bordes estén dorados.
3. 3.   Sácalo del horno y resérvalo en un recipiente.
4. 4.   Bate el azúcar y la mantequilla hasta que estén suaves y cremosos utilizando una batidora eléctrica. Añade el jugo de limón, el huevo, la ralladura de limón y el jengibre picado y bate hasta que quede esponjoso.
5. 5.   Tamiza juntos la harina y el bicarbonato. Añade la mezcla de harina a la mezcla de mantequilla y combínala hasta que esté completamente mezclada.
6. 6.   Deja reposar durante un mínimo de 30 minutos.

7. 7.   Saca bolas del tamaño de una cucharada y envuélvelas con el coco tostado. Utiliza una bandeja de horno ligeramente aceitada para poner las bolas a un mínimo de 2" de distancia.

8. 8.   Hornea durante 12 minutos hasta que los lados estén ligeramente dorados. Separa y enfría.

49. Barras de Arándanos Secos

(Listo en unos 50 minutos | Para 24 personas | Dificultad: Media)

Por ración: Kcal 190, Grasa: 7 g, Carbohidratos netos: 30 g, Proteína: 2 g

Ingredientes:

Corteza:

- ¾ de taza de mantequilla sin sal

- 1 1/3 de taza de azúcar

- 1 ½ tazas de harina blanca

Topping:

- ¾ de taza de azúcar

- ½ taza de harina blanca

- 1 cucharadita de polvo de hornear

- 4 huevos

- 1 taza de arándanos secos

- El azúcar pulverizado para espolvorear (opcional)

- 1 cucharadita de extracto de vainilla

Instrucciones:

1. Precalienta el horno a 350°F.
2. Revuelve la harina y el azúcar en un tazón pequeño; agrega la mantequilla hasta que la mezcla se pegue. Colócala en la bandeja de hornear sin engrasar de 9" por 13". Hornea hasta que se dore suavemente, durante 10 minutos.
3. En un recipiente poco profundo, tamiza el polvo de hornear y la harina juntos para

crear la cubierta. Echa los arándanos secos. Deja a un lado.

4. Mezcla los huevos, el azúcar y la vainilla en un plato de tamaño normal. Añade la mezcla de harina. Vierte la corteza cocida sobre ella. Hornea durante 20-25 minutos.

5. Mientras está húmeda, corta en 24 trozos y espolvorea con azúcar glas.

50. Brownies de Chocolate Fundido con Menta

(Listo en unos 45 minutos | Para 12 personas | Dificultad: Media)

Por ración: Kcal 307, Grasa: 18 g, Carbohidratos netos: 36 g, Proteína: 3 g

Ingredientes:

- - 12 bombones de menta de Andes®.

- - 1 caja de mezcla para brownies Betty Crocker® (no suprema)

Para decorar:

- Caramelo de menta

- Azúcar pulverizado

- Cacao en polvo

Instrucciones:

1. Precalienta el horno y prepara la mezcla para brownies según las indicaciones de la caja.

2. Prepara un molde para muffins de 12 pulgadas forrado o engrasado ligeramente y espolvorea los lados y el fondo. En los recipientes, coloca la mezcla para brownies y cocina durante 25 minutos.

3. Coloca una rodaja de caramelo de menta en el centro y cocina durante cinco minutos más. Retira los brownies del horno. Apaga el horno y retíralo. Deja enfriar durante 10 min.

4. Saca los cupcakes de brownie de la bandeja y sírvelos.

Conclusión

Se sabe que los buenos hábitos alimenticios están relacionados con un cuerpo sano. Para mantener los riñones en óptimas condiciones, es necesario elegir los ingredientes adecuados que aportan los nutrientes que ayudan a reducir el riesgo de enfermedades renales.

La Dieta Adecuada para los Riñones es la que necesitas para desarrollar un estilo de vida saludable y además disfrutar de deliciosas recetas.